LE

CONSERVATEUR DES DENTS,

OU

RÉFLEXIONS

Sur les divers moyens à employer pour les soigner, les conserver, et réparer leur perte, à l'aide des Dents et Râteliers postiches, faits en Dents humaines, en Cheval marin, et en Pâte minéro-métallique;

Et des cas où ce dernier moyen peut être employé le plus avantageusement.

Par M. LEGROS, Chirurgien-Dentiste, reçu au ci-devant Collége de Chirurgie de Paris.

PRIX, UN FRANC.

A PARIS,

Chez l'Auteur, rue J.-J. Rousseau, hôtel de Bullion, n° 3.
Et chez Lenormand, rue de Seine, n° 5.

IMPRIMERIE DE CHAIGNIEAU AÎNÉ.
1812.

LE

CONSERVATEUR

DES DENTS.

Un des plus grands malheurs attachés à l'espèce humaine, c'est de n'apprécier l'avantage et l'utilité des choses que quand nous en sommes entièrement privés : aussi ne sentons-nous le prix de nos dents que quand nous les avons perdues ; en effet, leur privation nous vieillit avant l'âge, nous rend la prononciation vicieuse et difficile ; nous laisse échapper involontairement une salive abondante, et nous contraint à ne manger que des alimens d'une mastication facile.

Heureusement le dentiste sait réparer cette perte de nos dents ; mais tout perfectionné que soit son art, il ne l'est pas encore assez pour ne nous laisser aucun regret sur l'indifférence et le peu de soins que nous avons mis à la conservation de nos dents. Il est bien vrai que ce n'est point toujours à cette insouciance ni aux accidens qu'il faut attribuer la perte des dents : souvent cette perte dépend de leur construction et de leur faiblesse, telles, que malgré tous nos soins, nous les perdons même dans notre jeunesse ; mais ces cas sont rares. Aussi je vais tâcher de remédier aux causes ordinaires et les plus fréquentes, en rapportant avec franchise les résultats de vingt-six années d'expériences.

Beaucoup d'anciens préjugés, quoique tous nuisibles à la conservation des dents, sont encore en vigueur aujourd'hui, et l'emportent sur la saine raison et sur l'expérience; il n'est point difficile d'en démontrer la fausseté.

Préjugé du nettoyage des dents.

Une de ces premières erreurs est de rejeter les instrumens pour nettoyer les dents, de peur de leur faire éprouver un ébranlement funeste ; il serait possible que cet inconvénient arrivât par le défaut de légèreté et d'habileté nécessaires; mais que résulterait-il au fait de ce léger ébranlement ? Ne voyons-nous pas tous les jours des dents luxées, c'est-à-dire ôtées de leur alvéole et remises, se raffermir après quelques jours, et exercer les fonctions de la mastication avec le même degré de force que leurs voisines ?

Et quel autre moyen aurions-nous pour enlever le tartre qui enveloppe les dents à leur base, et qui, se foulant entre la gencive et les racines, les déchausse, les rend chancelantes, et entraîne à la fin leur chute?

Une semblable appréhension de déchausser les dents et de faire saigner les gencives, fait aussi rejeter l'usage des brosses : quel moyen cependant peut mieux convenir pour nettoyer les dents ? La brosse s'introduit dans les interstices, ce que l'éponge et le linge ne font pas ; elle enlève le tuf qui se forme pendant le sommeil ; elle aide les gencives à se débarrasser de la surabondance du sang qui les gorge, donne du ton aux fibres charnues qui les composent, les fortifie, et enfin, s'oppose au déchaussement des dents ; mais il faut choisir ces brosses suivant la qualité des dents, jamais trop rudes, plus fortes pour les bonnes que pour les faibles et les mauvaises.

Les femmes enceintes doivent en doubler l'usage pendant leur grossesse, sans appréhender aucun facheux résultat.

Préjugé de l'action de la lime sur les dents.

On redoute encore plus les effets de la lime, effets cependant si salutaires pour détruire les caries existantes, et empêcher leurs progrès ultérieurs. On justifie sa crainte par la certitude qu'on a qu'une dent dépourvue d'une partie de son émail, sera bientôt entièrement détruite par le contact de l'air. Mais ne voyons-nous pas tous les jours, dans la société, la réfutation de cette erreur, donnée par des personnes qui ont conservé et conserveront encore long-temps des dents qu'elles ont fait limer et souvent même diminuer d'un tiers, afin de faire bien exactement emporter tous les ravages que la carie avait causés; et combien de personnes ne doivent-elles point à cette élimination la conservation de dents trop serrées, qui se gênaient ou qui se gâtaient entre elles ?

Je rapporterai un exemple bien convaincant sur le peu d'effet qu'on a à craindre de la carie pour les dents dépourvues d'une partie de leur émail.

Un marchand de draps, auquel je donne encore mes soins, fit, il y a 18 ans, une chute de cheval; le mouvement brusque que fit l'animal fut si violent, qu'il jeta par-dessus sa tête le cavalier, qui tomba la bouche sur son poignet; toutes les dents placées au-devant de la mâchoire supérieure furent ébranlées; les quatre incisives de la mâchoire inférieure furent cassées en biseau, et un grosse molaire du bas et du côté droit fut aussi cassée à moitié. Le malade se fit conduire chez moi, à dix heures du soir; je lui remis les dents déplacées;

je pansai son poignet, et lui prescrivis un gargarisme de vin sucré, dont l'usage continué fortifia peu-à-peu les dents si fortement ébranlées. Les dents cassées ne tombèrent point pour cela, car elles existent toutes encore aujourd'hui, et sans aucune affection de carie; la molaire qui avait été cassée à moitié de sa couronne est la seule qui soit tombée, mais plusieurs années après que le cavalier eût été si terriblement renversé.

Une dent privée de son émail n'est donc pas plus sujette à se carier que celle qui en est recouverte dans son entier: tous les reproches faits à la lime sont donc sans fondement.

Préjugé sur l'extraction des dents œillères.

Une dent de la mâchoire supérieure est-elle placée sous l'œil, et devient-elle malade, beaucoup de personnes en souffriraient patiemment les douleurs les plus vives plutôt que de la faire extraire, craignant que cette opération ne devînt nuisible à leur vue. Mais quel rapport y a-t-il entre l'œil et la dent? celle-ci n'est-elle pas contenue dans une alvéole à elle toute particulière, et bien éloignée du globe de l'œil?

Préjugé contre l'extraction des dents des femmes enceintes.

Une femme enceinte semble condamnée à souffrir pendant toute sa grossesse de maux de dents, et même à en perdre quelquefois au moins une à chaque couche; ces maux tiennent à une affection nerveuse particulière, déterminée par l'état de grossesse, et ne cesseront qu'avec la cause : aussi n'y a-t-il qu'à essayer de calmer les douleurs par des adoucissans et des antispasmodiques; mais si les douleurs tiennent à une autre cause, à la carie, n'est-il pas ridicule et même barbare d'empêcher la femme grosse de se faire extraire la dent mauvaise, et de la condamner à souffrir plusieurs mois encore? comme si la souffrance instantanée de l'extraction devait causer plus d'accidens que ceux qui résulteront pour la mère et pour l'enfant de la douleur horrible que perpétuera la conservation de cette dent cariée.

Préjugé sur l'inspection des dents pour juger de la bonne ou mauvaise santé d'une personne.

Il est encore une erreur populaire, accréditée depuis des siècles, et revêtue d'un caractère d'authenticité qui la rend d'autant plus à redouter : c'est l'inspection des dents pour juger du degré de santé et de la pureté du sang d'un individu. Ainsi, voulons-nous faire choix d'une nourrice, d'une épouse, nous recherchons en elles cette beauté des dents dont la blancheur nous éblouit, nous séduit, et trop souvent nous induit en erreur ; en effet, avec cet avantage, une femme peut être atteinte de virus écrouelleux, cancéreux, dartreux, vénérien ; elle peut avoir en elle le germe mortel de la phthisie ; tandis que plus souvent avec une mauvaise denture on peut jouir d'une santé parfaite. Les habitans de la Picardie, des bords de la Loire, des ports de mer, tous privés de leurs dents de très-bonne heure, ne nous en offrent-ils pas un exemple incontestable ?

Les dents peuvent donc être seules et isolément affectées de maladies, sans que tout le reste de notre système en soit atteint ; elles sont frappées de caries partielles, sèches, ou humides, dépendant à la vérité de l'humeur cariative, mais qui n'étend pas plus loin son domaine, et borne là ses ravages.

Analyse des Dents.

Les dents sont des os qui, étant composés de fibres plus déliées et plus resserrées que celles du reste de la charpente du corps humain, sont par cette raison plus blancs que les autres os.

L'émail qui couvre les dents à leur partie externe surpasse en dureté et en blancheur ce qui compose le corps de la dent et sa racine; cette dureté, en les rendant susceptibles d'inciser et de broyer les alimens, les rend aussi très-sujettes à se féler ou à s'éclater, quand on les employe à des exercices auxquels elles n'étaient pas destinées; par exemple, à briser des corps durs, à soulever des fardeaux, etc., etc.

Les dents, ainsi que tous les os, ayant pour base solide une terre calcaire, on ne doit pas être surpris de l'effet pernicieux que les acides exercent sur elles.

De la Carie.

La seule maladie qui soit propre aux dents, c'est la carie, elle affecte et détruit les bonnes, les faibles et les mauvaises, et ses progrès sont plus ou moins rapides, suivant leur dégré de force ou de mollesse.

Cette humeur cariative, contenue dans la salive, n'attaque jamais les dents à leur surface qui est plate ou bombée et sur-tout unie, mais toujours dans les parties creuses qui peuvent permettre à cette humeur de séjourner assez de temps pour dissoudre les fibres de l'émail, et pénétrer le corps de la dent.

Du Tartre.

Le tartre est une terre calcaire chariée par la salive, et qui s'attache à la base des dents et les recouvre souvent dans tout leur entier, lorsque, par une cause douloureuse, ou par une mauvaise habitude, on ne mange que d'un seul côté.

Ce tartre ne carie point les dents, mais il ne leur est pas moins nuisible, à raison de ce qu'il foule les gencives, les enflamme, les rend sensibles et suppurantes ; si l'on néglige de le faire enlever, il détruira les alvéoles, déracinera la dent, et causera sa chute.

La carie et le tartre étant les deux causes les plus communes qui nuisent à la conservation des dents, et les moyens employés pour les éviter étant les mêmes, il est impossible de ne pas les détruire tous deux à-la-fois.

Premiers soins à donner aux enfans pour la conservation et l'entretien des dents.

La nature ne dispense pas également à tous les êtres ses faveurs, et ne donne pas à tous ses ouvrages le même degré de perfection et de beauté. Nous pouvons quelquefois redresser ou corriger ses imperfections et ses déviations, et plus facilement encore conserver avec soin ce qu'elle nous a donné. Le dentiste, par son art, parvient souvent à ces heureux résultats; il doit donc connaître les moyens de conservation, et donner des conseils sages, à l'aide desquels on puisse se préserver de tout ce qui serait ou deviendrait nuisible.

C'est principalement à l'époque où se développe le système osseux masticatoire, qu'il faut apporter une attention toute particulière, et réclamer les soins et l'expérience de l'art.

Je laisse aux médecins à prescrire ce qui peut contribuer au soulagement des enfans pendant la pousse des premières dents, n'étant pas de l'avis de ceux qui prétendent que la pousse des premières dents n'est point douloureuse aux enfans, il en est effectivement qui en sont peu incommodés, et d'autres qui en meurent.

Les premières dents se placent toujours assez bien, leur petitesse et la mollesse de leurs alvéoles leur donnent cette aisance; mais à sept ou huit ans elles s'ébranleront, et tomberont pour faire place à d'autres qui, toujours plus larges qu'elles, seront gênées, pressées l'une contre l'autre, et se contourneront. On détruira cette irrégularité par l'arrachement de celles qui gêneront le plus; mais il ne faudra point presser cette opération, parce que l'arc de la mâchoire, prenant plus d'accroissement, rendra aux dents leur place suffisante pour un arrangement régulier.

Les premières dents se carient très-souvent, et sans qu'elles fassent éprouver de mal aux enfans; il ne faut point les extraire sans nécessité; d'abord elles doivent tomber d'elles-mêmes, et être remplacées par d'autres; ensuite il faut ménager aux enfans une opération beaucoup trop douloureuse pour qu'ils voulussent bénévolement la subir une autre fois.

Les dents de remplacement étant toutes arrivées à leur accroissement, c'est alors qu'il faut redoubler de soins, et pour leur donner la régularité nécessaire, et pour assurer leur conservation: car une fois détruites, elles ne pourront plus être réparées par une troisième pousse.

Si j'ai recommandé de ménager la douleur pour les enfans de sept ou huit ans, c'était pour ne pas les rebuter des opérations qu'ils pourraient avoir à éprouver dans un âge plus avancé; mais quant à douze, quatorze ou quinze ans, on prévoit une impossibilité que les dents puissent se placer, c'est alors que le dentiste doit agir de tous ses moyens, et sacrifier trois ou quatre dents, s'il le faut, pour faire place aux autres.

Soins des dents des enfans, et qui doivent se continuer à tout âge.

Il faut faire contracter aux enfans l'habitude de se laver à jeun la bouche avec de l'eau froide, de se passer ensuite un linge mouillé sur toutes les dents, de les frotter légèrement, et d'essuyer leurs oreilles, derrière lesquelles s'amasse toujours une légère humidité, résultat de la transpiration insensible qui s'est un peu condensée. Il faut aussi les habituer à couper leur pain, mais en morceaux assez gros pour qu'ils puissent et même soient forcés de les rompre et diviser avec leurs dents incisives, et leur recommander de manger des deux côtés, afin d'exercer également toutes leurs dents.

Si les dents de devant se tachent de quelque carie à leur partie postérieure, il faut, même à la moindre petite tache, séparer la dent de sa voisine, et emporter avec la lime lá carie, sans avoir égard à l'âge : jamais il n'en résultera que des effets salutaires.

Les dents, et sur-tout les incisives de la mâchoire inférieure, sont souvent à leur base incrustées d'une terre jaunâtre, appelée tartre; il faut se hâter de le faire enlever par les instrumens adoptés, car, par sa présence, il rongerait les gencives et déchausserait les dents. Il ne faut point confondre ce tartre avec une espèce de crasse grise ou noirâtre qui couvre les dents de remplacement, et s'efface d'elle-même à quatorze ou quinze ans.

Lorsque la bouche d'un jeune enfant est trop étroite, alors les dents sont forcées de se mal placer, soit en haut, soit en bas; on peut dégarnir les quatre petites molaires, une de chaque côté, et rendre ainsi au bord alvéolaire l'emplacement suffisant.

De la qualité des dents.

Les dents sont ou bonnes, ou faibles, ou mauvaises; les bonnes sont caractérisées par de la solidité, du corps, et par un blanc épais ou jaunâtre; les faibles sont d'un blanc plus éclatant, tirant sur le bleu; les mauvaises sont faibles, d'un blanc gris, et se carient presque toutes à-la-fois.

Les bonnes dents ne requièrent, pour leur conservation, que les soins de propreté d'usage, de se laver tous les matins la bouche, de passer sur les dents et sur les gencives, en dedans et en dehors, une brosse mouillée, sur laquelle on mettra une fois ou deux par semaine une poudre végétale ou un opiat bien préparé.

Les dents faibles exigent d'autres soins; il faudra bien se garder de les nettoyer avec des eaux ou des opiats, ou des poudres dans lesquelles il entrerait des acides; ce sont pour ces dents autant de poisons qui auraient bientôt attaqué et détruit l'émail tendre qui les recouvre; les seules lotions à employer sont un mélange de deux grandes cuillerées d'eau de rivière avec plusieurs gouttes d'eau spiritueuse dentifique, ou d'eau de mélisse ou de Cologne, ou d'eau-de-vie, tenant en dissolution quelque résine balsamique, de gayac, etc., etc. Les brosses dont on se servira seront plus douces que celles consacrées à l'usage des bonnes dents.

Les mauvaises dents, faibles, grises, sont à peine recouvertes d'émail, et même en sont dépourvues par places. Cet émail est si tendre qu'il s'entame avec une facilité extrême, et expose alors la dent à une carie qui l'attaquera de très-bonne heure, et fera sur elle des ravages très-grands et très-rapides, au point de la détruire entièrement. J'ai vu des jeunes gens n'avoir plus, à 15 ans, que des racines noirâtres et quelques dents cariées. C'est pour la conservation et l'amélioration de ces mauvaises dents qu'il faut redoubler d'attention et de soins; employer des eaux spiritueuses plus fortes, matin et soir; limer les caries dès leur apparition, et cautériser; examiner attentivement si cette dépravation ne tiendrait pas quelquefois à une constitution molle, scorbutique, qui peut être combattue par les anti-scorbutiques, les amers, et sur-tout par une bonne nourriture, composée de viandes rôties, bœuf ou mouton, et de bon vin. Il est encore d'autres causes indépendantes des qualités physiques des dents, telles que des maladies, le scorbut, le virus vénérien et ses remèdes spécifiques, qui peuvent attaquer et endommager les gencives, et déchausser les meilleures dents; mais il est certain qu'avec des soins, et sur-tout avec les sages conseils et les moyens que la science et l'expérience ont mis à l'usage du dentiste, on pourra très-souvent parer à beaucoup de ces désordres; en effet, si par négligence on attend qu'une dent soit cariée au point d'être douloureuse, l'art alors aura peu de ressource; cependant, peut-être encore, étant parvenu à faire cesser la douleur à l'aide de coton imbibé d'huiles essentielles caustiques, soit de thym, de girofle ou de menthe, et introduit dans la carie, on viendra à bout de plomber la dent, et de la conserver long-temps dans cet état. Si une dent de devant se carie, il faut tâcher de fixer les progrès du mal en employant les essences, le fer rouge, l'aiguille et même la luxation, seuls moyens de conserver la racine de la dent quand celle-ci en aura été séparée par la cassure, ou quand, devenue trop noire, elle aura été retranchée par l'art. Nous parlerons plus bas des avantages de la conservation de cette racine.

Il y a des dents cariées qui, sans causer de grandes douleurs, déterminent de fréquentes fluxions ; le moyen qui m'ait alors le mieux réussi, c'est de faire nettoyer et rincer tous les matins la bouche avec de l'eau plus que tiède ; on parvient ainsi à calmer encore des douleurs que les eaux spiritueuses augmentent.

Il ne suffit pas d'avoir prescrit les soins nécessaires à chaque qualité de dents pour leur conservation, il faut encore instruire sur ce qui peut être nuisible à toutes.

C'est une habitude vicieuse que de ne point manger sur toutes les dents indistinctement, et de ne point se servir des dents incisives pour mordre dans son pain et le déchirer ; ainsi le voulait la nature, en plaçant au-devant de la bouche ces dents destinées par leur forme à couper et déchirer, fonction qui tout à-la-fois les nettoie et les conserve. Les dents qui n'exercent plus la mastication se couvrent très-promptement de tartre, s'ébranlent et tombent.

Il est nuisible de se servir d'épingles ou de couteaux ; il vaut mieux des plumes, de la paille, ou du bois émincé, pour nettoyer les dents et ôter d'entre elles ce qui peut s'y être arrêté ; il est aussi nuisible d'avoir, sans cesse et sans utilité, à la bouche, des épingles et des cure-dents qui piquent et blessent trop souvent les gencives; de se faire nettoyer sans besoin et trop souvent la bouche; de ne le pas faire quand le cas le requiert; de chercher à augmenter la blancheur naturelle des dents par des préparations qui ne peuvent jamais offrir cet avantage, bien éphémère, qu'à l'aide d'acides dont l'effet rongeur attaque très-promptement et détruit bientôt l'émail, composé lui-même, comme le reste des os, de terre ou phosphate culemie, et plus fin et plus tenu dans sa texture osseuse et fibreuse que le corps et la racine de la dent.

Les procédés, les secrets, et les recettes particulières, usités pour se blanchir et nettoyer les dents, sont innombrables; chacun à son moyen. Beaucoup emploient le charbon en poudre, la suie, le sel; ils finissent par irrirer les gencives par le frottement de corps aussi durs, et par déchausser leurs dents; le tabac, le pain brûlé, le quinquina offrent moins d'inconvéniens, et encore les deux derniers, à la longue, jaunissent-ils les dents. On doit à tout cela préférer un opiat bien fait, une poudre végétale, pourvu qu'il n'y entre point d'alun calciné, ce qui arrive trop fréquemment. Les eaux spiritueuses, composées avec soin, sont beaucoup plus salutaires, elles ne nuisent jamais aux dents, raffermissent les gencives, et procurent à l'haleine une odeur agréable. Avant de parler des divers moyens de réparer la perte des dents par celles artificielles, de comparer celles de cheval marin, dents naturelles et de pâte minéro-métallique, il ne sera pas indifférent aux lecteurs de repasser en résumé tout ce qui a été prescrit pour la conservation des dents.

1°. Les préjugés qui peuvent contribuer à leur perte; 2° l'habitude qu'il convient de faire prendre aux enfans, en leur faisant, tous les matins, essuyer la transpiration qui se fait la nuit derrière les oreilles, laver leurs dents et rincer la bouche, les habituer à mordre à même leur pain, avoir soin qu'ils ne mangent pas de préférence sur un côté plutôt que sur l'autre, ne point les fatiguer d'opérations précoces et inutiles, afin de ne pas les dégoûter des soins qu'ils doivent avoir de leurs dents, comme ils doivent les réserver au seul usage de la mastication, sans les employer à casser des corps durs, à soulever des fardeaux: fonctions pour lesquelles la nature ne les a pas formées, etc.;

Qu'ils doivent, à l'âge de quinze ans, se servir d'une brosse douce et mouillée pour passer sur leurs dents en tous sens; ne jamais chercher à donner à leurs dents un blanc plus éclatant par l'usage des acides, s'il ne veulent les noirciront promptement et les perdre ;

Qu'ils doivent employer une ou deux fois par semaine de la poudre végétale ou de l'opiat, faire visiter leur bouche trois ou quatre fois l'année, et ne les faire nettoyer qu'au besoin.

Des moyens de remplacer les dents.

Il est des dents qui, malgré tous nos soins, ne peuvent être exemptes de maladies et tombent ; d'autres qu'il faut extraire ; d'autres que des accidens extérieurs viennent à casser. Quelle qu'en soit la cause, la perte d'une dent est très à regretter, et laisse des suites fâcheuses ; l'alvéole privée de sa dent se rapproche, détruit ainsi la régularité de l'arcade alvéolaire, permet aux muscles de la figure de s'affaisser, et ainsi nous rend défigurables et souvent méconnaissables ; la prononciation devient difficile, sifflante ; la salive s'échappe, et souvent dans les mouvemens accélérés de la langue, elle est lancée au-dehors avec force ; la mastication devient lente et difficile ; tous ces motifs puissans exigent, pour réparer cette perte, les secours de l'art, qui est heureusement parvenu à les suppléer à l'aide du postiche.

L'époque reculée où l'on inventa les dents artificielles prouve, que depuis long-temps, on a cherché à réparer la perte des dents, toujours gênante pour celui qui l'éprouve, et désagréable à la vue.

On employait à leur confection les défenses de l'éléphant, de vache marine, les dents de divers animaux, les os de cuisse de bœuf. On ne se sert plus aujourd'hui que des défenses du cheval marin et des dents naturelles.

On a tenté la transplantation d'une dent saine pour en remplacer une cariée, mais cette opération hardie ayant eu si peu de réussite et beaucoup de fâcheux résultats, on l'a totalement abandonnée.

En effet, pouvait-on, avant d'avoir fait l'extraction des dents, prévoir la longueur, la grosseur et la courbure des racines, et quand bien même il se serait trouvé, entre les racines des deux dents, une égale dimension, la dent remplacée ne pouvant plus participer à la circulation, par la rupture de ses vaisseaux, se ternissait, devenait souvent d'un bleu noirâtre, donnait des fluxions, et forçait enfin à une seconde extraction.

Il vaut donc mieux, quand une dent est cariée, la couper pour la remplacer par une dent à pivot, qui, venant à changer, peut se renouveler à volonté et sans aucune douleur.

Les défenses du cheval marin ou les dents naturelles sont employées aujourd'hui avec tant d'art, qu'elles remplacent parfaitement les dents que la carie ou d'autres causes on fait perdre ; mais nous ne pouvons empêcher que les salives, par leur degré d'âcreté, ne pénètrent ces parties osseuses, n'en ternissent la couleur, n'en amollissent les fibres, et nous forcent, par ces inconvéniens, à les changer tous les dix-huit mois, deux et trois ans au plus.

Ce changement, pour les pièces partielles, n'est pas aussi désagréable que pour les râteliers entiers, pour lesquelles il faut beaucoup d'habitude, afin d'en tirer en même temps l'utile et l'agréable ; et telle précaution que puisse prendre l'artiste, il ne peut empêcher que la persoune n'éprouve, à chaque pièce neuve, une nouvelle gêne.

Le désagrément de renouveler ces pièces fit qu'un apothicaire de Saint-Germain-en-Laye se fit lui-même un râtelier de pâte minérale, qu'il porta jusqu'à sa mort; cette découverte date au plus de vingt-six ans; ce pharmacien, ne tirant de son invention que l'avantage qu'il s'était procuré, transmit son moyen à M. Chemant aîné, qui, n'éprouvant pas les résultats heureux qu'il s'en était promis, passa en Angleterre pour y mettre à profit cette découverte. Son frère, voulant continuer à Paris ce procédé, n'y fut pas plus heureux; d'autres ensuite s'en occupèrent, et eurent encore un succès plus ou moins grand.

Je conviens qu'une pièce faite en pâte minéro-métallique, bien composée, qui, par conséquent serait impénétrable aux acides les plus violens, et conséquemment aux salives, sera exempte de s'imprégner de mauvaise odeur, et fera un usage aussi long que les dents ou les racines sur lesquelles on les assujettira.

Malgré ces avantages inappréciables, elles ne peuvent être toujours employées, ni remplaçer indistinctement et dans toutes les circonstances les dents humaines ni de cheval marin: celles-ci, en effet, supportent un degré d'amincissement qui ne leur ôte point la force et la solidité nécessaires et suffisantes, tandis que les pièces faites avec la pâte minéro-métallique ne pourraient être amenées à ce point sans prendre l'épaisseur et la solidité qui sont indispensables à leur conservation, et laisser ainsi beaucoup d'inquiétude dans leur usage.

La composition de cette pâte était difficile à trouver; il fallait qu'elle ne pût se laisser attaquer par la salive ni par les acides; qu'elle eût et conservât la couleur et l'éclat des dents et des gencives ; qu'elle possédât toutes les nuances très-nombreuses de couleur des différentes dents auprès desquelles elle serait interposée, et qu'elle soutînt avec ténacité ce parallèle ; qu'elle résistât enfin aux efforts de la mastication. Toutes ces difficultés, je suis venu à bout de les vaincre par un travail opiniâtre, pénible et dispendieux, auquel je me suis livré pendant deux ans, et dans lequel j'ai été aidé par les conseils de deux chimistes distingués. J'ai essayé, combiné, allié tous les métaux, l'or, l'argent, le platine et le mercure, l'étain, le cuivre et le plomb : tous ont été traités dans leur état primitif et dans leurs différens degrés d'oxidation : les pâtes molles et les dures ont aussi été soumises aux mêmes épreuves ; plus de cent mauvais résultats n'ont point arrêté mes recherches, qui ont enfin été couronnées du succès : je suis donc parvenu à composer une pâte qui réunit toutes les qualités exigées, et les avantages si desirés ; avec elle je confectionne des dents partielles, des pièces plus ou moins garnies ; des portions de râteliers, et des râteliers entiers, jamais la couleur n'en est altérée, et les pivots ne s'ébranlent point, parce qu'ils sont soudés. Je fais en or doux et poli la partie du râtelier qui repose sur les gencives, moyen plus avantageux que la gomme élastique employée par M. Fouzi. Je remédie aussi à l'inconvénient de tous les ressorts qui servent au jeu des râteliers ; ces ressorts, dans l'ouverture de la bouche, contraignent la mâchoire supérieure à se déplacer et à se porter en arrière : je corrige ce déplacement très-incommode et cette imperfection des ressorts par d'autres qui imitent parfaitement le mouvement des muscles des mâchoires, et exécutent l'ouverture de la bouche sans le mouvement obligé de la mâchoire supérieure.

Ces râteliers, ainsi établis, sont facilement envoyés aux personnes qui en desireraient, pourvu qu'elles fissent remettre pour modèle celui des râteliers qui leur aurait été le plus commode. Ils seront toujours placés avec plus de succès, si déjà on a usé d'un râtelier de cheval marin, parce que ce dernier aura subi l'aplomb des gencives, et les aura durcies et consolidées.

On se servait autrefois plus fréquemment de fil d'or ou d'argent pour attacher les pièces postiches ; ces liens, à la vérité, résistaient plus long-temps à l'action de la salive, et ne portaient aucun goût à la bouche ; mais ils avaient contre eux les désagrémens de se relâcher, souvent de paraître ; la pièce devenait chancelante, et les dents sur lesquelles on attachait se coupaient très-promptement, ce qui leur a fait préférer la soie et la racine, cette dernière ne portant aucune odeur.

L'auteur de cet ouvrage ayant donné tous ses soins à conserver les dents, a pensé ne pas devoir les épargner dans la composition d'une eau spiritueuse, surnommée *le Baume de la Bouche*, ainsi que dans une Poudre végétale et un Opiat, qui peuvent être employés pour nettoyer les dents, sans crainte d'en détruire l'émail.

Le Baume de la Bouche nettoie et fortifie les dents : son usage s'oppose aux effets de la carie, mis pur dans une dent cariée, il en appaise la douleur, raffermit les gencives molles, donne à l'haleine une odeur agréable, et tient la bouche fraîche.

Son Opiat, ainsi que sa Poudre végétale, nettoient les dents ; leur usage est si doux qu'on peut s'en servir tous les jours, sans appréhender de leur nuire.

Il tient aussi des brosses de toutes les qualités, sinon celles qui, par leur trop grande rudesse, seraient nuisibles aux dents.

Manière d'employer le Baume de la Bouche, la Poudre végétale et l'Opiat.

On emploie le Baume de la Bouche en en mettant tous les matins six ou huit gouttes dans deux cuillerées d'eau froide ou tiède, si les dents sont sensibles à la froide, sans cette cause il faut préférer la froide; alors on trempe sa brosse dans cette eau, ainsi préparée, pour s'en frotter les dents en dehors, en dedans, de haut en bas et de bas en haut, sans crainte d'y comprendre les gencives; ensuite on se rince la bouche avec le restant de la lotion, en ayant l'attention de l'agiter et de la garder le plus de temps possible.

On l'emploie encore en en laissant tomber trois ou quatre gouttes sur une brosse mouillée.

Si les gencives étaient gorgées, ou qu'elles suppurassent, il faudrait doubler la dose du Baume, sans augmenter celle de l'eau.

On en agira de même pour les dents ébranlées, soit par le scorbut ou par l'effet du mercure.

Quand une dent est cariée, et qu'elle cause des douleurs, il faut imbiber du coton de Baume pur, et le mettre ensuite dans la carie.

On se sert de l'Opiat en en mettant gros comme une petite fève sur la brosse pour s'en frotter les dents.

La Poudre végétale s'emploie en trempant le bout de la brosse mouillée et secouée dans la boîte, puis on en agira comme pour l'Opiat.

En se servant deux ou trois fois par semaine de la Poudre ou de l'Opiat, cela sera suffisant pour empêcher le tartre de s'attacher aux dents, et par ce moyen on les maintiendra toujours dans un état de propreté qui est essentiel à leur conservation.

La Bouteille de Baume de la Bouche, 3 fr.

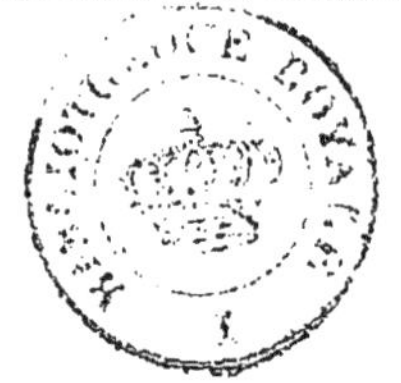